Javeria Fazal

A verdade sobre os imunossupressores

Javeria Fazal

A verdade sobre os imunossupressores

ScienciaScripts

Cover image: www.ingimage.com

This book is a translation from the original published under ISBN 978-3-659-83553-7.

Publisher:
Sciencia Scripts
is a trademark of
Dodo Books Indian Ocean Ltd. and OmniScriptum S.R.L publishing group

120 High Road, East Finchley, London, N2 9ED, United Kingdom
Str. Armeneasca 28/1, office 1, Chisinau MD-2012, Republic of Moldova, Europe
Printed at: see last page
ISBN: 978-620-8-24735-5

Dedicação

Dedico este humilde esforço aos meus pais, em especial ao meu pai, que há muito ambiciona fazer um mestrado e que me acompanhou em todas as etapas, e aos meus irmãos, cujo afeto, apoio e encorajamento me permitiram alcançar uma fronteira de sucesso.

Reconhecimento

Toda a aclamação e apreço são devidos ao Todo-Poderoso Allâhu ta'âlâ que dotou a humanidade de conhecimento e lhe concedeu a vice-gerência na terra, e todo o respeito é devido ao último Profeta Muhammad (que a paz esteja com ele) que iluminou a humanidade com a essência da fé em Allâhu ta'âlâ e nos mostrou o verdadeiro caminho da vida.

Agradeço também ao Hospital Azienda de Cosenza (Itália) e ao Hospital PIMS de Islamabad (Paquistão), ao CMH de Rawalpindi e a outros hospitais do distrito de Haripur. Estou muito grato aos meus pais e irmãos que têm sido o principal apoio ao longo da minha carreira académica

Resumo

O objetivo do estudo era investigar se os doentes paquistaneses médios e os doentes italianos médios submetidos a transplante renal sofrem os mesmos efeitos secundários depois de tomarem ciclosporina, tacrolimus e corticosteróides, e identificar o mais seguro e o mais perigoso destes três medicamentos e explicar as razões correspondentes para a eficácia ou ineficácia de cada medicamento.

Os sujeitos foram selecionados aleatoriamente, incluindo 708 pacientes paquistaneses e 568 italianos, de ambos os sexos, tendo sido também incluídos pacientes adolescentes e geriátricos para avaliar a resposta clínica. Foi recolhida uma amostra de sangue de cada indivíduo para determinar os níveis de creatinina, glicose, hemoglobina e colesterol, que são os principais parâmetros dos acidentes cardiovasculares e cerebrovasculares. Foi também recolhida uma amostra de urina para determinar o teor de proteínas. A DFG (Delayed Graft Function) foi também observada nestes indivíduos.

Trinta e um por cento dos homens italianos e 26% das mulheres italianas (de 568 doentes italianos) sofriam de hipercreatinemia e hiperproteinúria, incluindo hemoglobinemia e hipercolesterolemia, e apenas uma minoria da população da amostra foi afetada por hiperglicemia, enquanto 22% dos homens paquistaneses sofriam dos mesmos efeitos adversos, mas nas mulheres paquistanesas a percentagem era de 21,50 (de 708 doentes paquistaneses). A amostra foi selecionada a partir de diferentes grupos etários, mas verificou-se que a maioria dos efeitos adversos ocorreu no grupo etário 46-55 anos e a percentagem de ocorrência de efeitos adversos foi mais baixa no grupo etário 17-25 anos. Verificou-se que, em doentes imunocomprometidos, a DGF, a taxa de mortalidade e o risco de falência do enxerto eram mínimos com corticosteróides, intermédios com tacrolimus e máximos com ciclosporina. A função renal anormal proporciona um local favorável para o crescimento de muitas bactérias e, em última análise, os níveis de proteínas aumentam e ocorre uma ligação competitiva entre estas proteínas e a ciclosporina, uma vez que a própria ciclosporina é composta por 11 aminoácidos, pelo que aqueles que têm a mesma funcionalidade "R" com o lado pendente da ciclosporina competem entre si e, em última análise, a ciclosporina não consegue ligar-se ao seu recetor, o que conduz a uma série de acontecimentos adversos. Observou-se também que a adesão dos doentes foi maior com os corticosteróides, uma vez que estes têm um efeito sinérgico com a produção de esteróides adrenais, suprimindo assim o sistema imunitário e diminuindo os efeitos secundários. Estes dados sugerem que os medicamentos imunossupressores devem ser monitorizados com especial cuidado, dependendo do estado imunitário do doente.

CAPÍTULO 1
INTRODUÇÃO

Este capítulo descreve as razões da escolha do tema, a delimitação e o significado da minha investigação.

Descrição do problema

A toma de ciclosporina leva a um aumento dos níveis de hemoglobina na maioria dos doentes, tornando o sangue viscoso e mais propenso a acidentes cardiovasculares e cerebrovasculares devido aos elevados níveis de hemoglobina, e mesmo após seis meses de toma de medicamentos imunossupressores, há um aumento significativo dos níveis de creatinina, que é um marcador absoluto do resultado dos doentes de transplante renal. Este problema também se verifica em hospitais do Paquistão e de Itália.

Este problema tem sido negligenciado pelos sucessivos hospitais públicos. Todos os governos prometeram introduzir a ciclosporina de forma generalizada. Se assim for, então não haverá doentes que apresentem reacções de rejeição, cujos níveis de creatinina se elevem mesmo após seis meses de ciclosporina e cujos níveis de hemoglobina aumentem, levando a acidentes cardiovasculares e cerebrovasculares.

A utilização de ciclosporina em doentes, tanto em Itália como no Paquistão, caracteriza-se por numerosas deficiências e inadequações. A maior parte dos doentes que vivem em zonas rurais do Paquistão não têm a oportunidade de visitar um hospital e comunicar a sua situação atual, pelo que a duração da sua estadia é muito curta.

A utilização do medicamento é a necessidade básica de todos os doentes, o que significa conhecimento e cuidados farmacêuticos por parte do seu farmacêutico e de outros profissionais de saúde. É definido como "preparar-nos para um melhor desempenho" e dá-nos força e vigor, porque sou farmacêutico e o farmacêutico é uma profissão que salva vidas, por isso tenho de mencionar todas estas questões relacionadas com a utilização da ciclosporina.

A ciclosporina é o medicamento de base para todos os doentes transplantados, mas, infelizmente, os doentes são mais susceptíveis de sofrer efeitos adversos do que efeitos positivos, como demonstra a minha investigação. É óbvio que um doente que não obtém um efeito positivo da ciclosporina deve ser motivado a descontinuar o medicamento ou a dar-lhe uma alternativa.

O estado do doente agravar-se-á e poderá acabar por morrer.

Devemos avaliar o nível de hemoglobina, o nível de colesterol, a proteinúria (uma vez que o risco de infeção aumenta com a utilização de imunossupressores) e também o nível de creatinina dos doentes, de modo a obter um benefício do medicamento, mas aqui a situação é diferente. Níveis mais elevados de hemoglobina, colesterol e proteínas na urina e, especialmente, a creatinina são os valores mais negligenciados nos doentes pós-transplante.

Comparação entre o Paquistão e a Itália em doentes pós-transplante

A maioria dos cirurgiões de transplante e dos hospitais não são adequados e, especialmente no Paquistão, as condições dos hospitais não são muito boas. O que quero dizer é que não há uma monitorização regular dos testes de função renal e do hemograma completo. Se houvesse uma monitorização regular destes testes, poderíamos ultrapassar a taxa de mortalidade e também proteger os nossos doentes dos efeitos potencialmente fatais da ciclosporina. O papel dos profissionais de saúde é muito importante neste contexto.

1. O problema é muito maior nas zonas rurais do Paquistão, onde não existem laboratórios e os doentes têm de sofrer com a situação catastrófica da ciclosporina.

2. Os doentes que recebem medicamentos imunossupressores têm, consequentemente, de sofrer de anorexia, pelo que há falta de certas vitaminas, minerais e nutrientes na dieta do doente, e a falta de zinco também favorece o enfraquecimento do sistema imunitário e o risco de infeção é elevado, razão pela qual a minha investigação mostra que os doentes têm níveis aumentados de proteínas na urina, mesmo após seis meses de toma de ciclosporina, e esta situação é a mesma para os doentes paquistaneses e italianos.

Justificação da seleção do tema

Como se trata de uma questão muito importante, o investigador decidiu efetuar um estudo sobre a ciclosporina e as suas desvantagens. Espero que este estudo ajude os médicos, farmacêuticos e outros profissionais de saúde a descobrir que medidas devem ser tomadas no futuro para resolver os problemas associados à ciclosporina nos hospitais italianos e paquistaneses, ou talvez em qualquer outro hospital, para que possamos oferecer aos nossos doentes uma oportunidade de melhorarem.

Os principais objectivos deste estudo foram

- Informações sobre o número de doentes internados nestes hospitais.
- Para conhecer a história do doente e prescrever de acordo com a presença ou ausência de uma doença anterior, os médicos devem ser particularmente cuidadosos quando prescrevem a doentes cujo sistema imunitário já está enfraquecido (doentes imunocomprometidos).
- Conhecimento das instalações disponíveis para os doentes e os médicos do hospital em questão e conhecimento dos problemas da zona-alvo.

- Conhecimento do papel do farmacêutico e dos outros profissionais de saúde na resolução deste problema.

- O principal objetivo deste estudo é que quanto mais doenças pré-existentes que afectam o sistema imunitário forem negligenciadas, maior será a taxa de eventos adversos.

De acordo com a minha investigação,

Quanto mais os doentes (pessoas-chave) da comunidade responderem, melhor será o resultado, e quanto melhor for a comunicação entre os doentes e os profissionais de saúde, menores serão os problemas.

Delimitação do estudo

Paquistão

Existem oito hospitais no distrito de Haripur dos quais recolhi dados e outros são o Complex Hospital em Islamabad e o CMH em Rawalpindi.

Itália

Há dois hospitais em Cosenza (Itália) de onde recebi relatórios de doentes pós-transplante.

Importância do estudo

Os resultados mais importantes da minha investigação são apresentados em seguida.

- Na minha investigação, descobri que ajuda a prevenir acontecimentos que põem em risco a vida dos doentes pós-transplante.

- Ajudou a destacar os obstáculos associados aos resultados dos doentes.

- Surgiu um quadro claro de doentes que sofrem de níveis elevados de hemoglobina, proteinúria e colesterol, que acabam por conduzir a problemas cardiovasculares, e que são mais susceptíveis a riscos de infeção.

Constatei que os efeitos adversos acima mencionados não dependem da idade e do género do doente.

Através deste estudo, os cirurgiões envolvidos (nefrologistas) poderão resolver os problemas sofridos pelos doentes após a utilização da ciclosporina.

Principais problemas com a utilização da ciclosporina

Quando um órgão é transplantado para um doente, parte do sistema imunitário do doente não consegue aceitar este antigénio estranho e rejeita-o o mais rapidamente possível, o que acaba por levar à rejeição do órgão transplantado.

Problemas secundários com a utilização de ciclosporina

Quando o sistema imunitário do doente aceita o órgão transplantado como se fosse seu após a utilização da ciclosporina, verificaram-se episódios recorrentes de acontecimentos adversos (desde março de 2001 até agora, uma vez que recolhi dados de 2001) e alguns dos doentes morreram com acidentes cerebrovasculares e cardiovasculares, que ocorreram devido ao aumento da hemoglobina com o uso de ciclosporina e que mostra um aumento na viscosidade do sangue e, eventualmente, o sangue torna-se viscoso e exercerá uma grande força ao passar pelos vasos sanguíneos, levando à pressão arterial elevada.

CAPÍTULO 2

REVISÃO DA LITERATURA

A ciclosporina é um imunossupressor que é utilizado para prevenir a rejeição após um transplante para a célula hospedeira. Suprime a sobreactividade do sistema imunitário após um transplante de órgão. É constituída por 11 aminoácidos. Foi encontrada em amostras de solo em 1969 e foi autorizada pela primeira vez como medicamento imunossupressor em 1983.

Mecanismo de ação

O principal efeito da ciclosporina é parar a produção de citocinas, que acabam por ativar as células T. A ciclosporina liga-se à ciclofilina, uma proteína citosólica dos linfócitos T necessária para a imunidade humana, e reduz a atividade das células T e a sua resposta imunitária, enquanto a ativação das células T aumenta o cálcio intracelular, o que, por sua vez, provoca a ativação da calcineurina. A calcineurina desfosforila então o fator de transcrição. A ciclosporina impede esta desfosforilação através da inibição da calcineurina, que por sua vez inibe a produção de linfocinas e a libertação de interleucina, limitando em última análise a função das células T. Em suma, a ciclosporina inibe a transcrição da IL-2.

O mecanismo acima descrito é o mecanismo descrito para a ciclosporina.

O mecanismo proposto para a ciclosporina, de acordo com o conceito de química medicinal, é que a ciclosporina já não está disponível para se ligar à ciclofilina porque a relação estrutura-atividade minimiza a sua atividade devido à ligação competitiva de aminoácidos (proteínas) com os seus aminoácidos estruturalmente compostos após a decomposição da ciclosporina nos seus componentes. Por conseguinte, não será capaz de inibir a função das células T.

Ciclosporina

Só é eficaz quando não existem proteínas a circular no sangue (produzidas por bactérias) em doentes imunocompetentes. Tenho observado muitos doentes que sofrem de doenças cardíacas e também de rejeição de órgãos, apesar da dose padrão de ciclosporina. Mais tarde, irei enumerar os pormenores destes doentes.

Função renal

O nefrónio é a unidade estrutural e funcional de base do rim. Tem a tarefa de filtrar o sangue e excretar o excesso de nutrientes, proteínas, iões de cálcio, etc. através da urina e manter o sangue, que é rico em nutrientes (proteínas, cálcio, etc.), a um nível adequado.

Se as células renais deixarem de funcionar corretamente, o rim já não consegue filtrar os nutrientes do sangue e uma parte do excesso de proteínas (dependendo do seu tamanho) passa através do rim, provocando proteinúria.

Biossíntese da ciclosporina

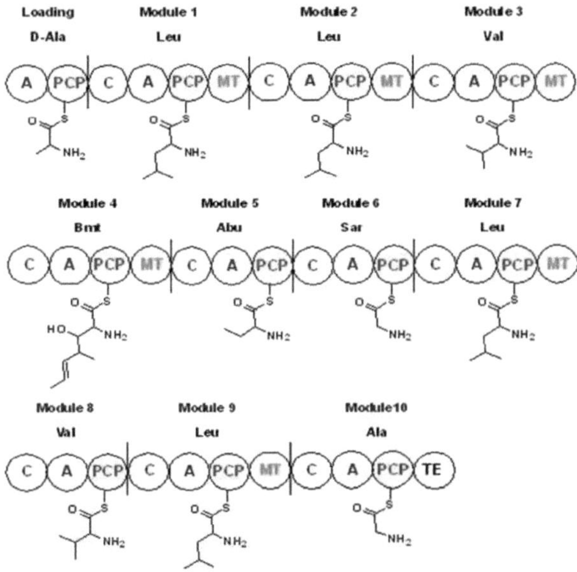

Comparação entre a estrutura da ciclosporina e a de um aminoácido

Aqui está a estrutura da ciclosporina e a estrutura de um aminoácido simples.

11-aminoácidos ligados entre si para formar uma única ciclosporina e a estrutura simples de aminoácidos.

Aqui podemos ver a estrutura da ciclosporina e, em geral, a estrutura do aminoácido e, em seguida, podemos comparar estes dois, uma vez que existe o mesmo grupo carboxilo e o mesmo grupo amino, apenas o "R" difere em aminoácidos diferentes, pelo que aqueles que têm a mesma funcionalidade "R" com o aminoácido da ciclosporina (no local de ligação), podem competir pelo mesmo aminoácido no local de ligação do recetor e deslocar a ciclosporina do seu local de ligação, tornando a ciclosporina ineficaz.

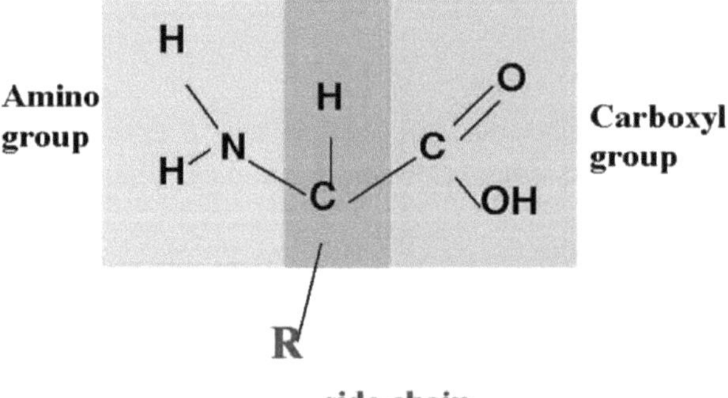

Estrutura geral do aminoácido

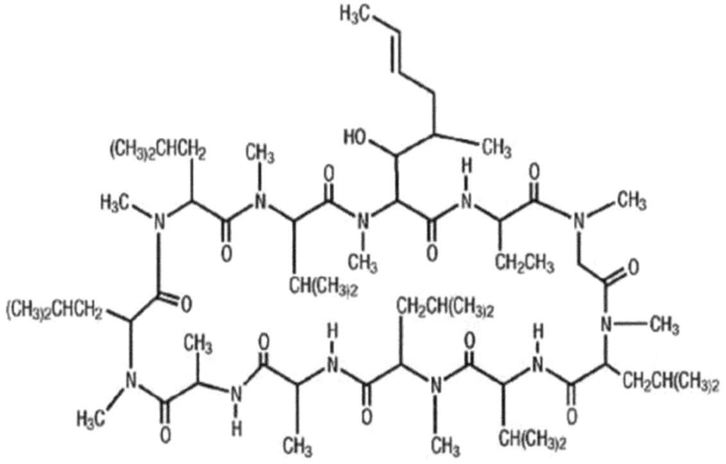

Estrutura da ciclosporina com diferentes funcionalidades "R

Pontos de vista de vários académicos

Agora será melhor explicar os pontos de vista de diferentes académicos sobre a ciclosporina. Os diferentes académicos definiram a ciclosporina de forma diferente.

De acordo com **[1]**

Leslie W. Miller, MD

Referiu que a ciclosporina foi o primeiro agente imunossupressor utilizado durante 15 anos, mas a sua utilização está associada a um número crescente de efeitos adversos como a hipertensão, a hipercolesterolemia, etc., conduzindo a acidentes vasculares cerebrais que podem pôr em risco a vida dos doentes e, para aumentar a terapêutica medicamentosa, a sua dose foi reduzida em dois terços das recomendações oficiais.

De acordo com estes académicos **[2]**

1. **Roberto Marcén**
2. **José María Morales**
3. **Manuel Arias**
4. **Gema Fernández-Juárez**
5. **Gema Fernández-Fresnedo**
6. **Amado Andrés**
7. **Emílio Rodrigo**
8. **Julio Pascual**

9. **Beatriz Domínguez e**
10. **Joaquín Ortuño**

Explicaram que a DIC (doença isquémica do coração) ocorre em doentes transplantados renais e é responsável por 50% das mortes cardiovasculares em geral. Sublinharam que a hipertensão e a hipercolesterolemia (que são mais comuns nos indivíduos pós-transplante que recebem ciclosporina) são as principais causas de doença isquémica do coração e que a DIC é, em última análise, a causa mais comum de mortalidade.

De acordo com **[3]**

Mohamed H. Ahmed

Explicou "Dislipidemia após transplante renal e a sua correlação com os níveis de ciclosporina". Verificou que os níveis de colesterol e triglicéridos se elevavam significativamente alguns meses após o transplante. Atribuiu esta situação ao facto de os doentes pós-transplante terem um risco acrescido de doença cardiovascular, uma vez que a hipertensão, a dislipidemia e a diabetes são mais comuns. Por conseguinte, é necessária uma monitorização cuidadosa da dislipidemia nos doentes pós-transplante, que pode ser melhor controlada através da descontinuação do tacrolimus ou de outros imunossupressores. O autor verificou que a substituição da ciclosporina por tacrolimus levou a uma melhor adesão dos doentes e a uma redução dos níveis de colesterol total.

De acordo com **[4]**

1. **Llaria zanotti**
2. **Daniela Greco**
3. **Giulia Lusardi**
4. **Francesca Zimetti**
5. **Francesco Poti**
7. **Alberto Corsini**
8. **Franco Bernini.**

Explicaram que a utilização prolongada de ciclosporina está associada a um aumento da morbilidade cardiovascular aterosclerótica. Realizaram uma experiência em ratos, na qual observaram a quantidade de esteróis no sangue com e sem ciclosporina. Concluíram que a ciclosporina inibe a expressão da colesterol 7-alfa-hidroxilase, o que leva a uma redução da excreção fecal de esteróis, alterando o transporte inverso de colesterol dos macrófagos. Este facto aumenta a quantidade total de esterol no sangue dos ratinhos que recebem ciclosporina.

De acordo com **[5]**

1. **Natalie J. Serkova**
2. **Uwe Christen**

3. **e Leslie Z. Benet**

Explicaram a neurotoxicidade, que é o principal efeito secundário clínico associado à utilização da ciclosporina e que ocorre em cerca de 60% dos receptores de transplantes. Os sintomas macroclínicos incluem acidentes cerebrovasculares, enquanto os sinais microclínicos incluem alucinações, delírios, etc.

De acordo com **[6]**

1. **P.J. Conlon**
2. **W.Medwar**
3. **S.Hanson,J.Donohoe**
4. **M.Carmody**
5. **J.J. Walshe**

Discutiram a taxa de sobrevivência dos doentes e as complicações associadas à mortalidade aquando da utilização da ciclosporina. Concluíram que a principal causa de mortalidade nos receptores de transplantes após a utilização da ciclosporina é a infeção e a doença cardiovascular. Assim, ultrapassando estes parâmetros (que levam à mortalidade), podemos aumentar a taxa de sobrevivência.

De acordo com estes académicos **[7]**

1. **NH Sigal**
2. **Dumont F**
3. **Durette P**
4. **Siekierka JJ**
5. **Peterson L**
6. **Rico DH**
7. **Dunlap BE**
8. **Staruch MJ**
9. **Melino MR 10º Koprak SL**

Tentaram explicar o mecanismo de ação da ciclosporina e chegaram à conclusão de que a ciclosporina tem um efeito imunossupressor e (simultaneamente) nefrotóxico.

De acordo com estes académicos **[8]**

1. **Zoja C.**
2. **Furci L**
3. **Ghilardi F**
4. **Zílio P**
5. **Benigni A**
6. **Remuzzi G**

Após experiências, concluíram que a ciclosporina tem efeitos citotóxicos diretos sobre as células endoteliais, provocando danos vasculares que impedem a circulação sanguínea devido à trombose, que é, em última análise, responsável por eventos cardiovasculares. Esta é, portanto, mais uma prova de que a ciclosporina conduz a acidentes cardiovasculares.

De acordo com estes académicos **[9]**

1. **M. J. Gallego,**
2. **A L García Villalón,**
3. **A J López Farre,**
4. **J. L. García,**
5. **M P Garrón**
6. **S. Casado,**
7. **l Hernando e**
8. **C A Caramelo**

Estes cientistas tentaram explicar o mecanismo da ciclosporina que está diretamente relacionado com a indução da disfunção endotelial, que é, em última análise, responsável pela hipertensão, uma vez que a ciclosporina inibe a produção de óxido nítrico (NO), que é responsável pela vasodilatação e conduz à aterosclerose.

De acordo com estes académicos **[10]**

1. **Marian Tomasiak,**
2. **Tomasz Rusak,**
3. **Marek Gacko e**
4. **Halina Stelmach**

Afirmaram que a ciclosporina aumenta a atividade pró-coagulante das plaquetas, conduzindo a complicações tromboembólicas. Afirmaram que a ciclosporina é um imunossupressor, mas que a sua utilização clínica está associada a um grande número de efeitos adversos, incluindo aterosclerose acelerada, trombose arterial e venosa renal, trombose venosa profunda e hipertensão sistémica.

De acordo com estes académicos **[11]**

1. **Duk-Hee Kang**
2. **Yoon-Goo Kim**
3. **Takeshi F. Andoh**

4. **Katherine L. Gordon**
5. **Shin-Ichi Suga**

6 Marilda Mazzali

7. **J. Ashley Jefferson**
8. **Jeremy Hughes**
9. **William Bennett**
10. **George F. Schreiner**
11. **Richard J. Johnson**

Realizaram uma experiência em ratos para determinar os danos microvasculares e tubulointersticiais associados à utilização de ciclosporina em dietas com pouco ou muito sal. Concluíram que a ciclosporina numa dieta pobre em sal resultava em lesões renais e fibrose tubulointersticial, enquanto a ciclosporina numa dieta rica em sal resultava no rápido desenvolvimento de hipertensão sensível ao sal.

De acordo com **[12]**

1. **Libertado**
2. **Brian M.**
3. **Rosano**
4. **Thomas G.**
5. **Lempert**
6. **Neil**

Observaram a relação entre a atividade estrutural da ciclosporina através da adição ou remoção de diferentes grupos em diferentes posições dos aminoácidos. Analisaram que a adição de um grupo hidroxilo aos aminoácidos 1 e 9 torna o fármaco inativo e que a remoção do grupo N-metilo do aminoácido 4 leva a uma redução da atividade imunossupressora. Assim, o fármaco está estruturalmente relacionado com a sua atividade.

David M. Clive

Nas suas investigações, descobriu que a maioria dos doentes transplantados renais que recebem ciclosporina têm maior probabilidade de desenvolver gota, uma vez que a ciclosporina inibe a excreção de ácido úrico através dos rins.

Os artigos científicos acima referidos mostram que a mudança da ciclosporina para tacrolimus ou corticosteróides conduz a melhores resultados e a um menor risco de efeitos adversos.

A ciclosporina não deve ser recomendada se alguém tiver tensão arterial elevada, problemas renais ou cancro. Os doentes que tomam ciclosporina para transplante renal são mais susceptíveis de desenvolver certos tipos de cancro, especialmente cancro da pele, pelo que necessitam de exames regulares à pele.

A ciclosporina é também responsável pelo risco de infecções potencialmente fatais.

O tacrolimus é o segundo inibidor da calcineurina para o qual foi introduzido um genérico. A versão genérica da ciclosporina, SangCya da SangStat, foi aprovada em 1998, mas dois anos depois, em 2000, foi retirada voluntariamente do mercado por apresentar risco de vida e aumentar o risco de morte.

Durante a utilização de vários fármacos imunossupressores, deve haver uma monitorização regular do nível de creatinina, do nível de colesterol, do nível de hemoglobina e do nível de glicose no sangue e o seu nível deve ser ótimo, pelo que é necessário manter o nível ótimo destes determinantes.

Nutrição óptima

O termo "nutrição óptima" pode ser definido como a **ingestão da quantidade certa de nutrientes no momento certo, de acordo com o horário certo, para satisfazer as necessidades certas**, tendo em conta que as substâncias estranhas (antigénios) não são capazes de atacar o corpo, razão pela qual o corpo deve manter o seu sistema imunitário. Assim, se consumirmos a quantidade certa de nutrientes, que incluem todas as vitaminas, proteínas, minerais, etc., podemos proteger o nosso corpo do ataque de antigénios e o corpo começará a produzir anticorpos contra esses antigénios.

Nível ótimo

Este é o valor acima ou abaixo do qual uma determinada quantidade é tóxica. Por exemplo, o nível ótimo de colesterol é de 200mg/dl, a quantidade acima ou abaixo deste valor é tóxica para o organismo e requer controlos sanguíneos regulares.

Colesterol

O colesterol sérico é a quantidade total de colesterol no nosso sangue.

É uma substância macia e cerosa que se encontra no sangue e nas células do organismo. É o principal componente da membrana celular e é necessário para a manutenção de certas funções corporais e para a síntese de hormonas.

Tipos de colesterol

Existem muitos tipos diferentes de colesterol de que o corpo necessita na gama ideal. Alguns deles são os seguintes.

Colesterol LDL (lipoproteínas de baixa densidade):

O colesterol LDL é também conhecido como "colesterol mau". O colesterol LDL transporta principalmente o colesterol e outros lípidos do fígado para outras partes do corpo através da corrente sanguínea. Como o colesterol LDL tem uma densidade baixa, viaja pelo sangue e deposita-se nas artérias, onde tem efeitos perigosos.

Os glóbulos brancos migram para esta zona para a limpar e, gradualmente, forma-se uma placa nesta zona, constituída por colesterol depositado, células mortas e detritos. Estas placas também causam o endurecimento das artérias, conhecido como aterosclerose. Quando estas placas se rompem, formam-se coágulos sanguíneos, aumentando o risco de ataque cardíaco. Por isso, os níveis de colesterol LDL devem ser baixos, ou um aumento dos níveis de colesterol a partir do ótimo é tóxico.

Colesterol HDL (lipoproteína de alta densidade):

O colesterol HDL é também conhecido como "colesterol bom", uma vez que o HDL transporta o colesterol das células e das artérias para o fígado, onde pode ser eliminado. Isto leva a uma menor formação de placas e ataques cardíacos. Por conseguinte, um nível mais elevado de colesterol HDL não é perigoso. O colesterol HDL não viaja através do sangue e é depositado na corrente sanguínea devido à sua elevada densidade.

Intervalo ótimo do nível de colesterol no sangue

Abaixo de **200** mg/dl - Este é o nível ótimo de colesterol sérico e, neste caso, existe um baixo risco de doença coronária.

200 - **239** mg/dl - Este é considerado um valor de risco limítrofe a elevado.

240 mg/dl e mais - Este é um nível muito perigoso, no qual o risco de doença coronária é duas vezes superior ao de um nível inferior a 200 mg/dl.

Teor ótimo de hemoglobina

A hemoglobina é a molécula de proteína nos glóbulos vermelhos que transporta o oxigénio dos pulmões para os tecidos do corpo e o dióxido de carbono dos tecidos de volta para os pulmões.

Singh AK, Fishbane S

Afirmaram que um nível de hemoglobina superior a 12 g/dl conduz a um risco acrescido de acidentes cardiovasculares e, em última análise, de morte, especialmente em doentes em tratamento de doença renal crónica (DRC).

Assumiram que um nível de hemoglobina superior a 12 g/dl deve ser considerado tóxico.

Nível ótimo de proteinúria

A proteinúria é uma condição em que uma quantidade anormal de proteínas está presente na urina. As proteínas são os blocos de construção de todas as partes do nosso corpo, incluindo músculos, ossos, cabelo e unhas, e as proteínas são responsáveis pelo desempenho de muitas funções, como o colesterol, mas o seu nível acima do nível ótimo é tóxico.

Os rins saudáveis contêm cerca de um milhão de unidades funcionais denominadas nefrónios. Cada néfron é constituído por uma cápsula em forma de taça chamada glomérulo, que filtra o sangue, e por alguns tubos intersticiais. Quando o sangue passa pelos rins saudáveis, os produtos residuais do sangue são filtrados juntamente com a água. Os nutrientes e os minerais (na gama ideal) de que o organismo necessita permanecem no sangue, tal como as proteínas e as células sanguíneas, uma vez que as proteínas são demasiado grandes para passarem pelos filtros. O resultado deste processo é a urina, que normalmente contém sobretudo excesso de líquidos e produtos residuais.

Quando o glomérulo, que tem de filtrar o sangue, é danificado, a quantidade de albumina na urina aumenta (a albumina é uma proteína de baixo peso molecular) e outras proteínas são excretadas na urina. A esta quantidade anormal de proteínas na urina chama-se proteinúria e estudos recentes demonstraram que a extensão da lesão renal pode ser medida diretamente pela quantidade de albumina e de outras proteínas na urina.

A proteinúria é também um sinal de que uma pessoa é mais suscetível de desenvolver uma doença renal. Deve ter-se em conta que mesmo níveis baixos de albuminúria/proteinúria estão associados a um risco acrescido de desenvolver doenças cardiovasculares.

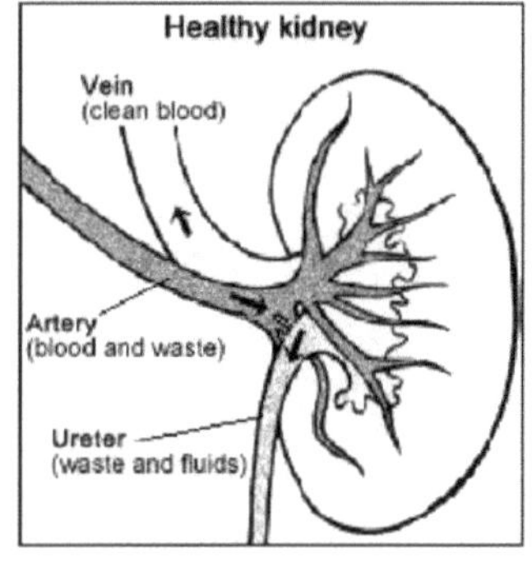

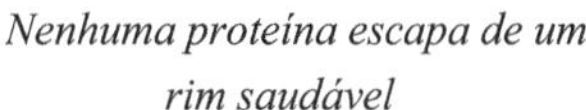
Nenhuma proteína escapa de um rim saudável

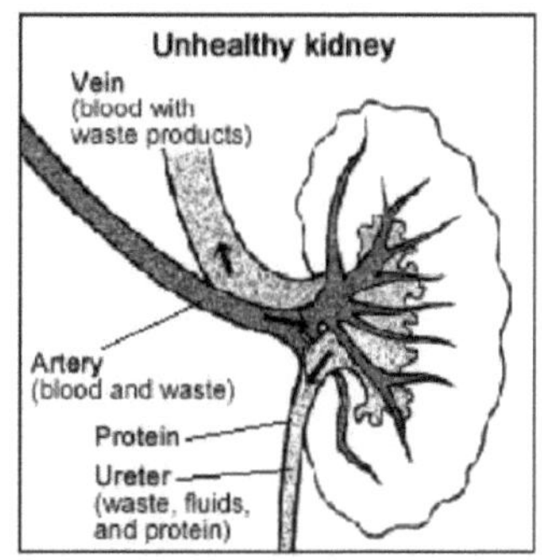

Fugas de proteínas de um rim não saudável

Valor ótimo de creatinina

A creatinina é um produto químico residual produzido durante o metabolismo muscular. A creatinina é produzida a partir da creatina, uma molécula extremamente importante para a produção de energia nos músculos. Todos os dias, cerca de 2% da creatina presente no organismo é convertida em creatinina. A creatinina é transportada para os rins através da corrente sanguínea. Os rins filtram a maior parte da creatinina e libertam-na na urina.

Os rins saudáveis mantêm a creatinina no sangue num intervalo normal. A creatinina provou ser um marcador fiável da função renal. Níveis elevados de creatinina indicam uma função renal comprometida

Se houver um nível elevado de creatinina no sangue, isso significa que o doente sofre de uma doença renal.

O nível ótimo de creatinina no sangue é de **0,6** a **1,2** mg/dl para homens adultos e **de 0,5** a **1,1** mg/dl para mulheres adultas.

Depuração da creatinina

Podemos medir a extensão da função renal com mais precisão calculando a quantidade de creatinina excretada pelos rins, o que se designa por depuração da creatinina e é a medida direta da taxa de filtração dos rins.

Pode ser medido como,

CrCl = [(140 - idade) x IBW] / (Scr x 72) (x 0,85 para mulheres)
Onde,
CrCl= depuração da creatinina
IBW=Peso corporal **ideal**
Scr=Creatinina sérica
Outro método que utiliza uma equação diferente é,
CrCl = [(140 - idade) x AjBW]/(Scrx72)
Onde,
AjBW=peso corporal **ajustado**

A depuração normal da creatinina para mulheres saudáveis deve situar-se entre 88-128 ml/min.

As causas mais comuns de doença renal crónica nos adultos são a hipertensão arterial e a diabetes mellitus.

Referências

Cyclosporine-associated neurotoxicity; The need for a better guide to immunosuppressive therapy; (Circulation. 1996;94:1209-1211.) © 1996American Heart Association, Inc.

1. Doença cardíaca isquémica após transplante renal em doentes que recebem ciclosporina em Espanha.

J Am Soc Nephrol,J Am Soc Nephrol 2006 Dec;17(12 Suppl 3):S286-90.

2. Dislipidemia após transplante renal e correlação com a ciclosporina.

Nephrourol Mon.2013 Nov;5(5):1006-1007,Publicado online 2013 Nov 13.

3. A ciclosporina A prejudica o transporte reverso de colesterol por macrófagos em ratos, reduzindo a excreção fecal de esteróis: PLoS ONE 8(8): e71572. doi:10.1371/journal. pone. 0071572.

Recebido em 23 de outubro de 2012; Aprovado em 3 de julho de 2013; Publicado em 9 de agosto de 2013.

4. Mecanismos bioquímicos da neurotoxicidade da ciclosporina; doi: 10.1124/mi.4.2.7MI abril 2004 vol. 4 no. 297-107

5. Resultados a longo prazo do transplante renal na era pré-ciclosporina: a experiência de um centro: Irish Journal of Medical Science.

abril, maio, junho de 1995, Volume 164, Número 2, pp. 109-112.

6. A ciclofilina está envolvida no mecanismo de ação imunossupressor e nefrotóxico da ciclosporina A?

J Exp Med . 1991 Mar 1;173(3):619-28.

7. Lesão das células endoteliais induzida pela ciclosporina.

Lab Invest. 1986 Oct; 55(4): 455-62.

8. Mecanismos de toxicidade endotelial da ciclosporina A. O papel do óxido nítrico, do GMPc e do Ca2+.

Circulation Research.1994;74:477-484

9. A ciclosporina aumenta a atividade pró-coagulante das plaquetas sanguíneas.

Nephrology Dialysis Transplantation; maio de 2007, Vol. 22, Edição 6, p1750

10. Hipertensão e nefropatia pós-ciclosporina: melhoria com o fator de crescimento endotelial vascular.

Am J Physiol Renal Physiol 280: F727-F736, 2001.

1 2. propriedades imunossupressoras in vitro dos metabolitos da ciclosporina. Transplante: janeiro de 1987 - Volume 43 - Edição 1, pp: 123-127

13 . David M. Clive, Kidney transplant-associated hyperuricaemia and gout; J Am Soc Nephrol 11: 974-979, 2000

14 O nível ótimo de hemoglobina em doentes em diálise - uma revisão crítica;

Semin Dial. 2008 Jan-Fev; 21(1):1-6. doi: 10.1111/j.1525-139X. 2007.

CAPÍTULO 3

CONCEPÇÃO DA INVESTIGAÇÃO

Este capítulo contém uma descrição da população do estudo, a dimensão da amostra, o plano de amostragem, o método de recolha de dados e a análise dos dados.

Objetivo do estudo

O principal objetivo deste estudo é chamar a atenção para os acontecimentos adversos em doentes pós-transplante e refletir sobre a forma de ultrapassar estes efeitos negativos.

Uma vez que o farmacêutico é uma profissão que salva vidas, o investigador pretende mostrar neste projeto como a presença ou o envolvimento de um farmacêutico pode melhorar a qualidade de vida dos doentes após um transplante.

Objectivos do estudo

Os investigadores estão a planear estudar diferentes resultados em doentes pós-transplante com DRC; A doença renal crónica e a insuficiência renal são problemas que põem a vida em risco, embora muitos dos doentes, tanto no Paquistão como em Itália, sofram destes problemas perigosos, pelo que deve ser dado um passo em frente na resolução destes problemas. Enquanto farmacêuticos, é da nossa responsabilidade prestar cuidados farmacêuticos e falar com os nossos doentes sobre a dose, a utilização e a forma como estão a tomar os medicamentos, ou seja, se estão a tomar todos os medicamentos ao mesmo tempo ou se já passou algum tempo e negociar os acontecimentos adversos para proteger os nossos doentes destes efeitos perigosos.

A investigadora queria comunicar com os seus doentes e, para o efeito, visitou diferentes hospitais no Paquistão e em Itália para recolher dados de diferentes tipos de doentes em termos de idade, peso, sexo, etnia e população, a fim de chegar a um ponto final ou encontrar uma solução. Falou com diferentes doentes pós-transplante em diferentes hospitais paquistaneses para saber a verdade sobre os medicamentos que estavam a tomar nessa altura e para recolher o historial antes e depois do transplante de diferentes doentes pré e pós-transplante. Ao mesmo tempo, é importante saber se estes doentes sofrem de doenças auto-imunes ou não, uma vez que um sistema imunitário fraco (doentes imunocomprometidos) pode levar a disfunções como doenças auto-imunes (incluindo alergias) e ao crescimento de tumores ou outras deficiências nutricionais, ou pode propagar-se através da

O estado do sistema imunitário do doente, ou seja, se este sofre repetidamente de constipações ou febre ou apenas após um período de tempo mais longo. E, finalmente, determina-se a força do sistema imunitário, ou seja, se o doente é imunocompetente ou imunocomprometido.

Factores de risco para um sistema imunitário enfraquecido

Há uma série de factores de risco que indicam um sistema imunitário enfraquecido.

- Contagem de eosinófilos alta ou ligeiramente elevada.
- Recuperação lenta ou rápida de constipações.
- Língua fortemente revestida.
- Infecções regulares ou frequentes.
- Tosse produtiva crónica ou recente.
- Contagem baixa de células T auxiliares ou CD4.
- Quistos nos seios (síndroma específico da mulher).
- Insuficiência hormonal suprarrenal.
- Deficiência de zinco e de vitamina B12.
- Cirrose hepática.
- Diabetes mellitus.

Com base na história clínica e nos pormenores acima referidos, os investigadores concluíram que nem todos os doentes necessitam de inibidores da calcineurina, por exemplo, ciclosporina e tacrolimus. Uma vez que o risco de infeção é maior quando se utilizam estes medicamentos, podemos determinar o estado imunitário do doente calculando os valores laboratoriais acima referidos. Se não houver insuficiência suprarrenal e os doentes estiverem imunocomprometidos, podemos administrar corticosteróides a estes doentes, o que leva a um efeito sinérgico, uma vez que as glândulas supra-renais também precisam de produzir esteróides. Mas com a imunodeficiência

No entanto, de acordo com a minha investigação, o tacrolimus é mais seguro do que a ciclosporina, uma vez que a ciclosporina tem efeitos potencialmente fatais. Em combinação com a ciclosporina, os médicos têm de prescrever Certican (everolimus) para reduzir o risco de cancro da pele (neoplasias cutâneas), uma vez que o risco de cancro da pele é mais elevado quando se utiliza a ciclosporina. Além disso, a minha investigação concluiu que os níveis de creatinina (o marcador absoluto para determinar a função renal em doentes pós-transplante) eram elevados mesmo após seis meses de utilização de ciclosporina pós-transplante. O tacrolimus é, portanto, mais eficaz nesta situação.

Se o novo rim for proveniente de um gémeo idêntico, não é necessário tomar medicação imunossupressora.

A minha investigação também demonstrou que os doentes que recebem ciclosporina em combinação com corticosteróides são mais susceptíveis à diabetes mellitus do que os doentes que utilizam a ciclosporina isoladamente, porque a ciclosporina é constituída por 11-aminoácidos e os corticosteróides aumentam a produção de glicose a partir da degradação dos aminoácidos e contrariam a ação da insulina, levando à hiperglicemia.

Utilização de ciclosporina em doentes com um sistema imunitário enfraquecido

A partir da minha investigação, descobri que a utilização de ciclosporina em doentes imunocomprometidos leva a um aumento da incidência de infecções que resultam na falência permanente do órgão transplantado e, em alguns casos, na morte. Cheguei à conclusão de que o medicamento de eleição para os doentes imunocomprometidos são os corticosteróides.

Utilização de ciclosporina em doentes imunocompetentes

A utilização de ciclosporina em doentes imunocompetentes não proporciona tantos benefícios como o tacrolimus. Explicarei a razão pela qual a ciclosporina não é tão eficaz como o tacrolimus.

Abaixo encontrará um mecanismo de ação da ciclosporina proposto pelos investigadores.

Os corticosteróides imitam a ação da glândula suprarrenal

A glândula suprarrenal é também conhecida como glândula suprarrenal porque está situada por cima do rim e produz hormonas esteróides. Quando administramos esteróides orais a um doente imunocomprometido, isto conduz a um efeito sinérgico, ou seja, obtém-se um nível mais elevado de efeito positivo e um nível mais baixo de efeito tóxico.

Hipótese

Observei a história clínica dos doentes pós-transplante e verifiquei que a maioria dos doentes sofria de aumento dos níveis de Hb e acabava por desenvolver problemas cardiovasculares depois de tomar ciclosporina, o que não acontecia quando tomavam tacrolimus. Depois, observei que TODOS os doentes só sofriam destes efeitos adversos após a utilização da ciclosporina e, de acordo com o conceito de farmacologia, cheguei à conclusão de que a ciclosporina é constituída por 11-aminoácidos e, quando há uma infeção no organismo (após o transplante), algumas bactérias virulentas provocam a produção de proteínas e, eventualmente, o teor de proteínas no sangue aumenta, e estas proteínas (aminoácidos) competem pelo local de ligação da ciclosporina, A ciclosporina é composta por 11 aminoácidos, A ciclosporina é composta por 11 aminoácidos, de modo que os mesmos aminoácidos do local de ligação da ciclosporina querem ocupar o seu lugar, competindo pelo local de ligação do recetor, o que faz com que a ciclosporina seja menos eficaz e, eventualmente, parte da ciclosporina fica disponível para se ligar ao recetor (apenas o aminoácido que não tem o mesmo aminoácido que o aminoácido circulante no local de ligação) e o restante é libertado na corrente sanguínea, onde desencadeia a eritropoiese, levando à hiperhemoglobinemia. Por conseguinte, é preferível administrar antibióticos fortes aos doentes antes de administrar ciclosporina, uma vez que a ciclosporina provoca acontecimentos que põem a vida em risco. Além disso, a glândula suprarrenal, que se situa por cima do rim, produz esteróides e se administrarmos esteróides externos aos doentes pós-transplante para suprimir o sistema imunitário, isso terá um efeito sinérgico nesta altura, uma vez que nem todos os doentes têm o mesmo sistema imunitário.

Mecanismo de ação da ciclosporina proposto pelo investigador

O investigador propôs este mecanismo de acordo com o conceito de farmacologia.

De acordo com a minha hipótese, existe uma ligação competitiva entre a ciclosporina e as proteínas infecciosas (aminoácidos) no local de ligação ao recetor, uma vez que a própria ciclosporina é constituída por diferentes aminoácidos.

Se os doentes estiverem a tomar ciclosporina, esta é tratada de acordo com o regime ADME.

A=Absorção

D=Dissolução e depois distribuição

M=Metabolim

E=excreção

Depois de tomar a ciclosporina, esta entra no estômago. Aqui, é parcialmente dissolvida e chega ao seu local de ação para atingir o efeito desejado. Como sabemos, existe um maior risco de infeção para os doentes quando tomam medicamentos para suprimir o sistema imunitário. Estas infecções podem ser causadas por bactérias, fungos ou vírus, pelo que os níveis de proteína acabam por aumentar e a ligação competitiva para o mesmo recetor entre as proteínas e a ciclosporina instala-se, pelo que as que têm a mesma funcionalidade "R" com o local de ligação da ciclosporina competem entre si e, eventualmente, a ciclosporina já não é capaz de se ligar ao seu recetor e entra na corrente sanguínea para causar uma série de acontecimentos adversos. No outro caso, se o local de ligação do aminoácido da ciclosporina for diferente do aminoácido presente, só então a ciclosporina pode alcançar o efeito desejado. Como a ciclosporina é um fármaco lipofílico, 40 a 60% liga-se às LDL (lipoproteínas de baixa densidade), o que conduz à hipercolesterolemia. Em termos de metabolismo, quatro dos seus metabolitos são M1, M8, M17 e M21, dos quais M1 e M17 são os mais importantes. Se o doente tomar uma bebida alcoólica juntamente com ou imediatamente após a toma de ciclosporina, o grupo OH (grupo hidroxilo) do álcool pode combinar-se com os aminoácidos da ciclosporina após a absorção. Quando se liga à posição 1 (M17) e 9 (M1) da aminoácido, o efeito funcional da ciclosporina perde-se. Por conseguinte, a ciclosporina deve ser utilizada com a devida precaução, de modo a obter o efeito desejado. A ciclosporina é excretada, em última análise, principalmente através da bílis.

É por isso que há tantos doentes que continuam a sofrer de um aumento dos níveis de creatinina com a ciclosporina mesmo 6 meses após o transplante.

Por conseguinte, o tacrolimus é o medicamento de eleição para os doentes imunocompetentes.

Universo do estudo

Os hospitais do distrito de Haripur, Complex Hospital (Islamabad), CMH (Rawalpindi) no Paquistão e Azienda Hospital (Cosenza) em Itália foram selecionados para o meu estudo.

Os hospitais paquistaneses que escolhi para a minha investigação estão situados no norte do Paquistão, enquanto o hospital Azienda está situado no sul de Itália.

Itália

A dimensão da amostra para o meu estudo em Itália consistiu em 240 pacientes do sexo feminino com 40 anos de idade, com uma variável de 10, e 328 pacientes do sexo masculino com 45 anos de idade, com uma variável de 10.

Paquistão

O número total de pacientes no Paquistão para os quais recolhi dados foi de 306 pacientes do sexo feminino com 45 anos de idade com a variável 10 e 402 pacientes do sexo masculino com 48 anos de idade com a variável 10, mas há alguns casos excepcionais na minha recolha de dados que incluem 22 pacientes do sexo feminino com uma idade média de 19 anos e 22 pacientes do sexo masculino com uma idade média de 20 anos e 43 pacientes do sexo feminino e 63 pacientes do sexo masculino com 60 anos de idade com uma variável de 5 e 35 pacientes geriátricos do sexo feminino e o mesmo para pacientes geriátricos do sexo masculino com 65 anos ou mais.

Plano de amostragem OU plano de amostragem

Define-se como um procedimento ou plano que é elaborado antes da recolha de dados para obter uma amostra de uma população específica.

No que diz respeito à minha investigação, eu próprio recolhi dados em diferentes hospitais quando estava a trabalhar lá e também comuniquei com nefrologistas e cirurgiões tanto no Paquistão como em Itália.

Métodos

Analisei retrospetivamente 546 receptores de transplante renal (em Itália) e 708 receptores de transplante renal (no Paquistão), incluindo homens e mulheres com idades compreendidas entre os 30 e os 50 anos, com critérios de inclusão de 113 doentes no grupo etário entre os 17 e os 25 anos e ainda 257 doentes com uma idade média de 63 anos e 158 doentes geriátricos (com 65 ou mais anos) e um seguimento de 1 ano, colesterol, glucose e hemoglobina e verificou que a concentração sérica era elevada e que se observava também um atraso na função do enxerto. Além disso, a pressão arterial elevada e a proteinúria para além dos níveis de pico foram observadas com a utilização de ciclosporina, mas o mesmo não aconteceu com os corticosteróides (para os doentes imunocomprometidos), com exceção das flutuações da pressão arterial e com o tacrolimus (para os doentes imunocompetentes).

Análise estatística

Verifiquei que a concentração sérica de creatinina, colesterol, glicose e hemoglobina e o nível de proteinúria são independentes da idade e do sexo do doente e que não existe correlação entre os mesmos grupos etários do mesmo sexo e de sexos diferentes.

A única coisa que conta é o historial médico do doente, por exemplo, se tem tendência para fumar ou se sofre de uma doença autoimune, etc., independentemente da idade.

Duração do estudo

A duração da minha investigação foi de 1 ano.

Comparação entre doentes paquistaneses e italianos após transplante renal

Através da minha investigação, posso dizer que não há grande diferença em termos de ocorrência de eventos adversos entre a ciclosporina e o tacrolimus em doentes em Itália e no Paquistão, mas um aspeto importante é que no Paquistão os doentes do sexo masculino são mais propensos a problemas de próstata, o que pode levar a um atraso no resultado e afetar o funcionamento do rim, em alguns casos o estado do doente deteriora-se e também o estado de saúde não é tão bom como aqui em Itália, onde os italianos são mais enérgicos e saudáveis.

Melhorar a qualidade de vida dos doentes

Se um farmacêutico ou outro profissional de saúde puder levantar essas questões, então, em última análise, podemos melhorar a qualidade de vida dos nossos doentes e protegê-los de catástrofes, porque, de acordo com a minha investigação, a qualidade de vida dos doentes pode ser melhorada dando o medicamento certo ao doente certo, na dose certa e no momento certo.

CAPÍTULO 4

ANÁLISE E TABULAÇÃO DE DADOS

Tabela no.1

Esta tabela fornece informações sobre o género, a idade (doentes do sexo masculino e feminino) e a ocorrência de efeitos adversos em doentes em Itália:

Gender	No.of Patients	Age	Age	Age	Age	Age	Age
		years	years	years	years	years	years
		17-25	26-35	36-45	46-55	56-65	65& above 65
Male	328	22	36	70	102	63	35
%age	100%	7%	11%	21%	31%	19%	11%
Female	240	22	32	45	63	43	35
%age	100%	9%	13%	19%	26%	18%	14.50%
Total	568	44	68	115	165	106	70

Efeitos indesejáveis

Hemo-globinemia	Hyper-cholesterolemia	Hyperglycemia	Hyperproteinuria	Hypercreatininemia
67	63	60	68	70
20%	19%	18%	21%	21%
49	44	46	50	51
20%	18%	19%	21%	21%
116	107	106	118	121

Explicação

A tabela acima mostra o sexo, a idade e a incidência de efeitos adversos em receptores de transplante renal em Itália.

De acordo com a tabela acima, 22/328 (7%) dos pacientes do sexo masculino estavam na faixa etária de 17-25 anos, 36/328 (11%) na faixa etária de 26-35 anos, 70/328 (21%) na faixa etária de 36-45 anos, 102/328 (31%) na faixa etária de 46-55 anos, 63/328 (19%) na faixa etária de 56-65 anos e 35/328 (11%) tinham mais de 65 anos.

A tabela mostra também que 67/328 (20%) dos doentes sofriam de um nível elevado de hemoglobina, 63/328 (19%) de um nível elevado de colesterol, 60/328 (18%) de um nível elevado de glucose, 68/328 (21%) de uma proteinúria elevada (24h) e 70/328 (21%) de um nível elevado de creatinina.

Objectos encontrados

A maioria dos doentes do sexo masculino, ou seja, 31%, situava-se no grupo etário dos 46-55 anos. A maioria dos doentes do sexo feminino, ou seja, 26%, situava-se na faixa etária dos 46-55 anos.

A maioria dos doentes do sexo masculino sofreu de hiperproteinúria e hipercreatinemia. A maioria dos pacientes do sexo feminino também sofreu dos mesmos efeitos secundários que os pacientes do sexo masculino.

Tabela no.2

Esta tabela mostra a incidência de reacções adversas em doentes no Paquistão por sexo e idade (doentes do sexo masculino e feminino):

Gender	No.of Patients			Age (in Years)			
		17-25	26-35	36-45	46-55	56-65	65& Above 65
Male	402	33	56	83	90	87	53
%age	100%	8%	14%	21%	22%	22%	13%
Female	306	36	45	60	66	64	35
%age	100%	12%	15%	20%	21.50%	21%	11%
Total	708	69	101	143	156	151	88

Efeitos indesejáveis

Hemo-globinemia	Hyper-cholesterolemia	Hyperglycemia	Hyperproteinuria	Hypercreatininemia
82	77	73	83	87
20%	19%	18%	21%	22%
58	65	55	65	63
19%	21%	18%	21%	20.50%
140	142	128	148	150

De acordo com a tabela acima, 33/402 (8%) dos doentes do sexo masculino encontravam-se no grupo etário dos 17-25 anos, 56/402 (14%) no grupo etário dos 26-35 anos, 83/402 (21%) no grupo etário dos 36-45 anos, 90/402 (22%) no grupo etário dos 46-55 anos, 87/402 (22%) no grupo etário dos 56-65 anos e 53/402 (13%) no grupo etário com mais de 65 anos.A tabela também mostra que 82/402 (20%) dos doentes tinham um nível elevado de hemoglobina, 77/402 (19%) tinham um nível elevado de colesterol, 73/402 (18%) tinham um nível elevado de glucose, 83/402 (21%) tinham uma proteinúria elevada (24h) e 87/402 (22%) tinham um nível elevado de creatinina.

Objectos encontrados

A maioria dos doentes do sexo masculino, ou seja, 22%, situava-se no grupo etário 46-55 e 56-65. A maioria dos doentes do sexo feminino, ou seja, 21,50%, situava-se no grupo etário 46-55. A maioria dos doentes do sexo masculino sofria de hipercreatinemia e a maioria dos doentes do sexo feminino sofria de hipercolesterolemia e hiperproteinúria.

Quadro n.º 3

Esta tabela mostra os doentes específicos de cada sexo que tomam diferentes medicamentos para determinar a resposta da DGF dos doentes italianos após o transplante renal.

Gender	No.of Patients		Drugs			DGF (Delayed Graft Function)		
		Cyclo-sporine	Tacroli-mus	Cortico-steroids		Cyclo-sporine	Tacroli-mus	Cortico-steroids
Male	328	109	109	109		40	20	10
Female	240	80	80	80		30	20	5

Esta tabela mostra o género, o número de doentes (receptores de transplante renal em Itália), os medicamentos utilizados e a função retardada do enxerto (DGF) de acordo com os respectivos medicamentos.

A tabela acima mostra que o número de doentes foi dividido por três medicamentos diferentes para observar a resposta na DGF.

Além disso, verifiquei que a adesão dos doentes é maior para os corticosteróides do que para o tacrolimus e a ciclosporina, uma vez que os doentes podem tolerar a ciclosporina e o tacrolimus durante um ano, no máximo, enquanto os doentes podem utilizar corticosteróides para o resto da vida, uma vez que estes se combinam com os esteróides internos produzidos pela glândula suprarrenal e têm um efeito sinérgico, o que significa que, nesta altura, 2+2 não é igual a 4, mas 2+2=5.

Para todos os doentes pós-transplante, devemos começar por prescrever um antibiótico forte, porque o risco de infeção é maior após a cirurgia, e depois devemos prescrever um medicamento de acordo com o estado imunitário do doente, por exemplo, para os doentes imunocompetentes, o tacrolimus é o medicamento de eleição, e para os doentes imunocomprometidos, os corticosteróides são o medicamento de eleição.

Tabela no.4

Esta tabela mostra os doentes específicos do género que tomam diferentes medicamentos para determinar a resposta dos doentes paquistaneses com transplante renal à DGF.

Gender	No.of Patients		Drugs			DFG (Delayed Graft Function)		
		Cyclo-sporine	Tacroli-mus	Cortico-steroids		Cyclo-sporine	Tacroli-mus	Cortico-steroids
Male	402	134	134	134		50	35	20
Female	306	102	102	102		40	20	10

Esta tabela mostra o género, o número de doentes (receptores de transplante renal no Paquistão), os medicamentos utilizados e a função retardada do enxerto (DGF) para cada medicamento. A tabela acima mostra o mesmo número de pacientes para três medicamentos diferentes para monitorizar a DGF. O regime de medicamentos imunossupressores é o seguinte.

Ciclosporina : **Tacrolimus** : **Corticosteróides**

5 : 3 : 2

Isto resulta num rácio de **5:3:2** para DGF em doentes do sexo masculino no Paquistão.

Para pacientes do sexo feminino, o rácio é de **4:2:1**

A situação é praticamente a mesma nos dois países.

Quadro n.º 5

Esta tabela mostra a taxa de mortalidade dos doentes italianos com transplante renal, por sexo, que estão a tomar vários medicamentos:

Gender	No.of Patient		Drugs				Mortality Rate	
		Cyclo-sporine	Tacroli-mus	Cortico-steroids		Cyclo-sporine	Tacroli-mus	Cortico-steroids
Male	328	109	109	109		20	10	5
Female	240	80	80	80		15	10	5

	Transplant Failure	
Cyclosporine	Tacrolimus	Corticosteroids
30	20	10
35	25	15

Esta tabela mostra o número de doentes, o seu sexo, três medicamentos diferentes utilizados para monitorizar a taxa de mortalidade e a falha do enxerto em receptores de transplante renal em Itália.

A tabela mostra que a taxa de mortalidade é mais elevada com a utilização de ciclosporina, tanto em doentes do sexo masculino como do sexo feminino. Os casos de falência do enxerto também são mais elevados com a utilização de ciclosporina, e o risco diminui gradualmente à medida que se passa do tacrolimus para os corticosteróides.

Tabela no.6

Esta tabela mostra a taxa de mortalidade dos doentes paquistaneses com transplante renal que utilizam diferentes terapias medicamentosas, por género:

Gender	No.of Patient		Drugs				Mortality Rate	
		Cyclo-sporine	Tacroli-mus	Cortico-steroids		Cyclo-sporine	Tacroli-mus	Cortico-steroids
Male	402	134	134	134		25	15	5
Female	306	102	102	102		20	10	0

	Transplant Failure	
Cyclosporine	Tacrolimus	Corticosteroids
35	25	15
25	15	5

Esta tabela mostra o número de doentes, o seu género, três medicamentos diferentes utilizados para monitorizar a taxa de mortalidade e a falha do enxerto em receptores de transplante renal no Paquistão. Mostra que a taxa de mortalidade e o risco de falência do enxerto mais elevados estão associados à utilização de ciclosporina, tanto no sexo masculino como no feminino.

CAPÍTULO 5 DISCUSSÃO RECOMENDAÇÃO LIMITAÇÃO DA INVESTIGAÇÃO NOTAS DE RODAPÉ BIBLIOGRAFIA

Discussão

A creatinina é o marcador de resultados mais óbvio e reconhecido nos receptores de transplante renal. A ciclosporina é um imunossupressor que ajuda a reduzir a sobreactividade do sistema imunitário. Concluiu-se que a utilização prolongada de ciclosporina pode provocar lesões renais irreversíveis, pelo que só deve ser administrada sob controlo adequado [**1**]. Sempre que um órgão (rim, fígado, coração, etc.) é transplantado, o sistema imunitário não aceita o órgão como seu e tenta combatê-lo de forma a rejeitar o órgão transplantado, pelo que temos de administrar imunossupressores para este fim (salvar o órgão transplantado).

Um investigador levantou a questão de saber por que razão damos sobretudo ciclosporina e tacrolimus aos receptores de transplante renal, e a minha investigação resolveu o meu problema. Comparei os resultados dos receptores de transplantes renais com a ciclosporina, o tacrolimus e os corticosteróides em Itália e no Paquistão e cheguei à conclusão de que a ciclosporina NÃO é o medicamento de eleição para os receptores de transplantes renais [**2**][**3**], uma vez que suprime o sistema imunitário e agrava ainda mais o estado dos doentes transplantados [**4**], uma vez que a estrutura da ciclosporina é composta por 11 aminoácidos e os aminoácidos são precursores de proteínas, competem pelo mesmo local de ligação ao recetor e a ciclosporina acaba por não estar disponível para se ligar ao respetivo recetor e entra na corrente sanguínea, causar efeitos adversos que incluem hemoglobinémia (que tem sido associada a um aumento da incidência de acontecimentos trombóticos e vasoactivos [**5**] que conduzem a acidentes cardiovasculares e cerebrovasculares), hipercolesterolemia que conduz à hipertensão [**6**], hiperglicemia hiperglicémia, hiperproteinúria e hipercreatinémia, que em alguns casos são perigosas e põem em risco a vida, e a complicação mais comum da terapêutica com ciclosporina é a fibrose renal tubulointersticial grave [**7**], que limita a utilização clínica do fármaco e conduz, em última análise, à falência do enxerto e à mortalidade.

Foi também observado que o atraso do transplante (DGF) é mais comum em doentes que recebem ciclosporina do que tacrolimus [**8**], levando por vezes à falência do enxerto, o que é invulgar para o tacrolimus [**9**] [**10**].

Após a minha observação (com um período de acompanhamento de 1 ano), cheguei à conclusão de que existe uma relação direta entre a ingestão de ciclosporina e a ocorrência das doenças acima mencionadas.

Observei também que o risco de infeção é muito maior quando se utiliza a ciclosporina e que o aumento da proteinúria (24 horas) piora significativamente a função do enxerto renal e o prognóstico.

Em resumo, o meu estudo mostrou que níveis mais elevados de hemoglobina, colesterol, glicose, proteinúria e creatinina estavam correlacionados com uma pior função renal do enxerto do que com o tacrolimus, A mudança de ciclosporina para tacrolimus levou a uma melhoria da função renal e a uma redução da incidência de eventos adversos [**11**], e que a toma de ciclosporina, em particular, aumenta o risco de infecções potencialmente fatais e, em última análise, enfraquece o sistema imunitário do organismo para matar mais agentes patogénicos [**12**].

Através da minha investigação, posso afirmar que podemos proteger os doentes de doenças potencialmente fatais e suprimir o sistema imunitário de forma a evitar a rejeição do órgão transplantado. Para tal, devemos começar por prescrever antibióticos e depois corticosteróides àqueles cujo sistema imunitário já está enfraquecido (doentes imunocomprometidos), e devemos também sugerir antibióticos àqueles cujo sistema imunitário é forte (doentes imunocompetentes) antes de administrar tacrolimus e, ao fim de um ano, podemos mudar de tacrolimus para corticosteróides, uma vez que foi demonstrado que a adesão dos doentes é maior com os corticosteróides.

A administração de antibióticos [**13**] é obrigatória antes da administração de várias classes de imunossupressores, uma vez que os antibióticos eliminam a infeção do sangue e, em seguida, não haverá qualquer impedimento à administração de imunossupressores e, nessa altura, a resposta do sistema imunitário será devidamente atenuada. Caso contrário, a infeção tornar-se-á a causa de morbilidade e, em última análise, de mortalidade.

Recomendações

As recomendações que se seguem baseiam-se nos resultados da minha investigação.

1. Uma vez que é necessário um acompanhamento regular dos doentes pós-transplante, mas no Paquistão as instalações não são tão extensas, os doentes paquistaneses e alguns doentes em Itália são aconselhados a visitar o hospital ou a consultar o seu cirurgião de transplante e o farmacêutico relativamente a medicamentos ou outros profissionais de saúde, de modo a evitar efeitos adversos.

2. Para os doentes paquistaneses, recomenda-se que os cirurgiões de transplantes sejam sinceros para com os seus doentes e tenham a capacidade de fazer tudo em benefício dos mesmos.

3. A utilização de antibióticos é recomendada imediatamente após o transplante, o que não era o caso quando se prescrevia a doentes renais após o transplante. Na maioria das vezes, os nefrologistas preferem não administrar antibióticos até 1 semana após o transplante.

4. Mesmo alguns hospitais no Paquistão não dispõem de farmacêuticos e outros profissionais de saúde, o que torna obrigatórias as suas visitas regulares e o consentimento dos doentes.

5. Todos os hospitais públicos devem estar limpos e arrumados para que não haja germes; dessa forma, podemos proteger ainda melhor os nossos doentes contra as infecções.

6. Os profissionais de saúde devem ser altamente qualificados e competentes para fornecer informações úteis.

7. Os medicamentos prescritos devem ser de fabricantes de marca (qualidade padrão) para que possamos minimizar os eventos adversos e, para os doentes que não podem pagar o seu tratamento, devem ser prescritos medicamentos de baixo custo.

O objetivo da terapia imunossupressora é utilizar a menor quantidade eficaz. Melhores métodos de avaliação desta terapia ajudarão a minimizar os efeitos indesejáveis.

Limitações da minha investigação

A limitação da minha investigação consistiu em analisar o local de ligação do recetor para determinar a relação estrutural da atividade e estudar a forma como as proteínas (aminoácidos) competem pelo local de ligação da ciclosporina, o que exige equipamento modificado em grande escala.

Notas de rodapé

Este estudo foi apoiado pela Azienda Ospedale Cosenza (Itália) e pelo PIMS (Pakistan Institute of Medical Sciences) Islamabad (Paquistão), CMH (Combined Military Hospital) Rawalpindi, Paquistão e outros hospitais do distrito de Haripur.

Bibliografia

1. Nefropatia crónica associada à ciclosporina por Myers BD, Ross J, Newton L, LuetscherJ, Perlroth M.N Eng J Med.1984 Sep 13;311(11):699- 705.

2. Cyclosporine-associated neurotoxicity by Leslie W. Miller, MD;(Circulation. 1996;94:1209-1211.) © 1996American Heart Association, Inc.

3. Doença cardíaca isquémica após transplante renal em doentes a tomar ciclosporina em Espanha por Roberto Marcen;doi: 10.1681/ASN.2006080928JASN December 2006 vol. 17 no. 12 suppl 3 S286-S290.

4. Efeitos vasculares e trombóticos da ciclosporina nos rins. Am J Kidney Dis 1989; 13:261 -272.

5. A ciclosporina A aumenta a sensibilidade das plaquetas humanas a agentes agregantes, aumentando a disponibilidade de receptores de fibrinogénio. J Surg Res 1991;51:93-98.

6. Hipertensão sistémica associada à ciclosporina. Drug Intell Clin Pharmacol 1988;22:443-450.

7. Cyclosporine A-induced reanal fibrosis: a role for epithelial mesenchymal transition. The American Journal of Pathology, Volume 167, Número 2, agosto de 2005, Páginas 395-407.

8. Imunossupressão por ciclosporina e função retardada do enxerto em 455 transplantes renais cadavéricos, Transplant Proc. manuscrito do autor; disponível no PMC 2010 Jul 14. Publicado na forma final editada como: Transplant Proc. 1987 Feb; 19 (1 Pt 3): 2100-2103.

9. Achados histopatológicos de biópsias de protocolo de 2 anos de um estudo de transplante renal multicanceroso dos EUA comparando tacrolimus e ciclosporina: um relatório do grupo de estudo de transplante renal FK5061, 2,7 por Solez.

10. Comparação a longo prazo do tacrolimus (FK506) e da ciclosporina no transplante renal: Evidência de melhoria da sobrevivência do aloenxerto aos cinco anos 1 von Vincenti; Transplantation 2002 Apr 27;73(8):1370.

11 Tacrolimus versus ciclosporina para imunossupressão no transplante renal: meta-análise de ensaios aleatórios.
BMJ 1999; 318doi:
http://dx.doi.org/10.1136/bmj.318.7191.1104
(Publicado em 24 de abril de 1999).

12 Conversão de ciclosporina para tacrolimus em doentes em risco de falência crónica do enxerto renal: resultados de 60 meses do estudo CRAF

de Shihab; Transplantation: 2008 May 15;85(9):1261-9.

13 Gastrointestinal complications of immunosuppression in transplantation por J. Harold Helderman e Simin Goral; J Am Soc Nephrol 13: 277-287, 2002.

Índice

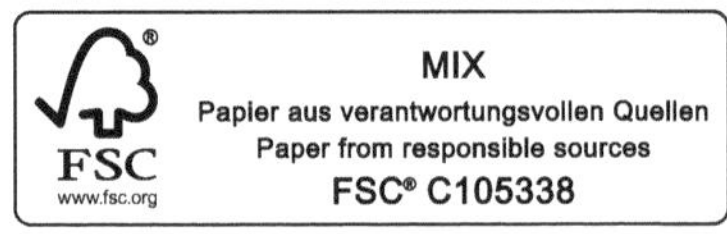

Printed by Books on Demand GmbH, Norderstedt / Germany